Mémoire

SUR UNE

NOUVELLE MÉTHODE D'EMPLOYER LE NITRATE D'ARGENT DANS QUELQUES OPHTALMIES;

PAR M. LE Dr DESMARRES,

PROFESSEUR DE CLINIQUE OCULAIRE A PARIS

PARIS,

CHEZ GARNIER, LIBRAIRE, RUE SAINT-HONORÉ, 335;

ET CHEZ L'AUTEUR, RUE DU ROULE, 17.

Prix : 2 fr.

1842.

MÉMOIRE

SUR UNE

NOUVELLE MÉTHODE D'EMPLOYER LE NITRATE D'ARGENT DANS QUELQUES OPHTALMIES;

PAR M. LE Dr DESMARRES,

PROFESSEUR DE CLINIQUE OCULAIRE A PARIS.

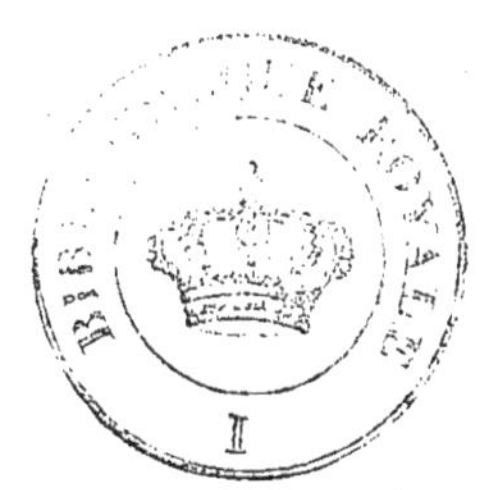

PARIS,

CHEZ GARNIER, LIBRAIRE, RUE SAINT-HONORÉ, 335;

ET CHEZ L'AUTEUR, RUE DU ROULE, 17.

Prix : 2 fr.

1842.

Dispensaire du Docteur DESMARRES, pour les Maladies des Yeux, rue de la Monnaie, 8, à Paris.

Cours permanents de Clinique oculaire gratuits, les lundis, jeudis et samedis, à onze heures du matin.

Consultations publiques et gratuites aux Indigents, tous les jours, au même lieu, de dix à onze heures du matin, les vendredis et dimanches exceptés.

MÉMOIRE

SUR UNE

Nouvelle Méthode d'employer le Nitrate d'argent dans quelques Ophtalmies;

PAR LE Dr DESMARRES,

PROFESSEUR DE CLINIQUE OCULAIRE A PARIS.

§ I. Depuis dix années environ, un grand nombre de médecins et de chirurgiens emploient le nitrate d'argent indistinctement dans presque toutes les ophtalmies, tandis que d'autres, craignant les dangereux effets qu'il a quelquefois produits entre leurs mains, le rejettent absolument de leur pratique comme un topique des plus infidèles. Une telle divergence d'opinions tient nécessairement à quelque cause, et, à notre avis, cette cause est tout entière dans ce que son mode d'administration n'a pas été suffisamment étudié, et par cela même, soumis à une expérimentation sévère et à des règles précises. Une observation soutenue et souvent répétée étant le seul moyen de fixer l'attention du praticien sur l'emploi de cet agent si utile, et de lever tous les doutes, nous croyons devoir faire connaître les résultats que nous avons obtenus, en engageant nos confrères à vérifier leur exactitude et à publier eux-mêmes ce qu'ils auront fait à ce sujet.

Lorsque l'on considère l'arbitraire qui règne dans la manière de doser le collyre de nitrate d'argent, dans la détermination du cas et du moment où il doit être prescrit, et l'abus incroyable qu'on fait du même corps en crayon; lorsqu'on voit les meilleurs praticiens l'employer en quelque sorte par habitude, toujours à la même dose, faible chez les uns, excessivement forte chez les autres; lorsqu'on constate que l'administration du médicament est suivie tantôt de succès, tantôt de revers imprévus, ne doit-on pas être surpris qu'aucune règle fixe n'ait été tracée jusqu'ici?

Telles sont les réflexions que m'a suggérées l'étude de l'emploi du nitrate d'argent dans les ophtalmies; tel est aussi le motif des recherches que j'ai dû faire sur ce point important de thérapeutique oculaire, et pour arriver à quelque chose d'à peu près certain. Avant d'aller plus loin, jetons rapidement un coup-d'œil historique sur l'emploi du nitrate dans les ophtalmies.

§ II. *Historique.* Notre but est ici moins de rappeler les noms de ceux qui ont employé les premiers le nitrate d'argent, que la forme sous laquelle on l'a prescrit et les doses auxquelles on en a fait usage jusqu'à présent.

1826. Dans le Journal de chirurgie de Graëfe et de Walther (vol. X, p. 379, Berlin 1827), on trouve que le premier de ces chirurgiens a employé le nitrate d'argent, en 1826, sous forme liquide, à la dose de 10 grains par once d'eau, dans trois cas d'ophtalmie purulente intense. Les douleurs provoquées par les instillations étaient modérées, duraient de cinq à dix minutes, et se terminaient par une sensation de bien-être notable. Après deux ou trois jours, le chémosis séreux, le gonflement avaient rapidement diminué et la photophobie avait disparu. Après huit jours, l'amélioration était telle que Graëfe put passer à des collyres plus doux, qui achevèrent d'amener la guérison.

Dans son ouvrage sur l'ophtalmo-blennorrhée (Berlin 1823, in-fol., p. 120), le même auteur avait déjà fait avec raison l'observation qu'il est indispensable, lorsque la matière purulente est très-abondante, de ne prescrire des collyres métalliques qu'à dose concentrée, pour éviter leur décomposition.

1828. Nous n'avons pas retrouvé l'époque précise des premières expériences de Guthrie; mais on lit dans le Journal d'ophtalmologie du chevalier d'Ammon, professeur à Dresde, une note de M. Nevermann, de laquelle il résulte que le professeur anglais ne l'aurait employé qu'en 1828, sous forme de pommade noire dont nous donnerons plus bas la formule. M. Nevermann ajoute que M. Velpeau a commencé à prescrire le nitrate en 1830, et M. Lawrence en 1833, et que tous deux en recommandent vivement l'emploi sous forme de pommade.

1831. D'après un rapport de M. de Walther (Journal de Graëfe, vol. XV, p. 268), Guthrie employait le nitrate d'argent, dans le royal Westminster eye infirmary, sous forme de pommade, composée de la manière suivante :

Pr.	Axonge récente,	1 gros.
	Nitrate d'argent cristallisé,	6 à 10 grains.
	Sous-acétate de plomb liquide,	15 gouttes.

M. S. A.

On introduisait gros comme un grain de blé de cette pommade sous la paupière supérieure sur laquelle on devait faire des frictions légères. Ce moyen a valu à Guthrie « de si nombreux succès dans les maladies chroniques, dans les cas aigus, dans les catarrhes de la conjonctive, qu'il surnommait cette pommade *unguentum ophtalmicum magicum.* »

Dans la même année M. Velpeau continua de répéter les expériences de Guthrie à la Pitié, suivant les mêmes circonstances, et en obtint les meilleurs résultats. Notons qu'à cette époque ce professeur prescrivait déjà le nitrate, sous forme de collyre, à la dose d'un grain par once.

1834. Dans la *Lancette Française*, n° 12 de 1834, on trouve une note qui recommande l'emploi du nitrate d'argent dans les ophtalmies.

La Gazette médicale, n° 14, p. 236, publie une note du docteur Munaret, de Châtillon-de-Michailles, dans laquelle ce médecin rapporte qu'il a soumis seize malades au traitement par le nitrate d'argent en collyre, et que treize ont été guéris. Il fait remarquer que l'axonge pouvant bien être un excipient trop grossier pour communiquer avec les membranes délicates de l'œil, déjà plus susceptible sous une influence pathologique, il avait d'abord pensé à employer le nitrate sous la forme liquide, à la dose que nous venons d'indiquer, mais que les malades se plaignant encore de trop de douleurs, et l'abandonnant même pour cette raison, il avait ajouté 2 à 3 gouttes de laudanum à son collyre, et que les malades l'avaient bien supporté depuis. Ce médecin favorise l'action spéciale du nitrate d'argent « par des purgatifs, des dérivatifs et des émissions sanguines, suivant les indications. » On conviendra que l'action du nitrate devient alors peu méritante, car dans les mains du docteur Munaret, il me semble un peu trop aidé par d'autres moyens pour qu'on ait grande confiance dans son emploi.

M. Munaret ajoute qu'il préfère le nitrate d'argent en solution, d'après les proportions du réactif, au nitrate d'argent et l'état solide, parce que la manipulation est plus prompte et surtout le mélange plus facile, plus homogène; car, ainsi que le fait observer Guthrie, si le caustique n'est pas réduit en poudre très-fine, et pour ainsi dire impalpable, la pommade produirait une combustion de la conjonctive. » Ce traitement se recommande au médecin par la promptitude et surtout par la constance de ses succès.

Graëfe (Journal de chirurgie de Graëfe et de Walther, vol. XXII, pag. 6) rapporte qu'il a vu Guthrie employer lui-même sa pommade dans les ophtalmies purulentes et les kératites chroniques. Il recommande beaucoup ce moyen en s'appuyant d'expériences qu'il a faites à sa clinique, et dans lesquelles il a obtenu de nombreux succès lorsque le traitement ordinaire avait échoué. Graëfe donne la formule copiée par lui à l'hôpital de Westminster même, et à laquelle il n'a changé que fort peu de chose.

1837. Le professeur Busch, dans un rapport sur la clinique d'accouchements de l'université de Berlin, p. 209, et dans Ammon (Monatsschrift, Ier vol., 1838, p. 191), fait connaître qu'il a employé dans les années précédentes, contre les ophtalmies des nouveau-nés, une solution de nitrate d'argent d'un à six grains par once d'eau. Les succès qu'il en a obtenus sont tellement décisifs, que l'expérience doit imposer silence à toute idée théorique qui serait en opposition avec l'emploi de ce moyen. Ce médecin a prescrit le nitrate dans sa solution la plus faible, un grain par once, plus tard à trois grains et rarement à six grains, dose qui est pour lui la solution la plus forte. Il recommande de faire deux à trois fois par jour une instillation de une à trois gouttes. Nous regrettons que ce professeur n'ait pas décrit l'état anatomique de l'œil, et donné des détails plus précis.

Vers la même époque nous avons vu M. le professeur Paul Dubois prescrire le nitrate d'argent, dans les mêmes cas que M. Busch, à la dose d'un grain par once seulement, et toujours avec un succès certain, lorsque la maladie était à son début et ne présentait encore que les caractères d'une simple conjonctivite catarrhale.

Depuis lors, de nombreuses expérimentations furent faites dans tous les pays, particulièrement en France, en Angleterre, en Allemagne, et dans ces derniers temps surtout, en Belgique, etc.; mais nulle part on ne trace de règles particulières. Ici on emploie un, deux ou trois grains de nitrate d'argent par once d'eau; là poids égal d'eau et de caustique; partout on s'éloigne plus ou moins des doses prescrites par Graëfe et Guthrie; partout on l'administre à tout hasard, le plus souvent dans les ophtalmies, et de tous côtés ce médicament, espèce de Protée, se montre tantôt commme le spécifique le plus merveilleux, tantôt comme le moyen le plus funeste.

§ III. *Emploi du nitrate d'argent comme simple astringent.* Il est évident que le nitrate d'argent employé en collyre agit d'une manière différente, selon qu'il est prescrit à dose faible ou forte. Dans le premier cas, ses effets sont ceux d'un simple astringent; dans le second, il peut devenir un caustique des plus énergiques. Comme astringent, il n'a pas d'autre mérite que les sulfates de zinc ou de cuivre, sauf que la dose de ces derniers doit être un peu plus forte pour une égale quantité d'eau. Comme ces corps, il resserre les vaisseaux, diminue la vitalité de la muqueuse oculaire, de ses follicules et des glandes de méïbomius, et pourrait comme eux être avantageusement employé dans la deuxième période des ophtalmies catarrhales, un peu avant que l'affection passe à l'état asthénique, s'il n'en résultait pas pour le malade un inconvénient que nous signalerons plus loin. Mais il n'en est pas de même à beaucoup près dans les ophtalmies lymphatiques ou scrofuleuses, particulièrement dans les conjonctivites pustulaires partielles sans photophobie; dans ces cas, en effet, il éveille presque toujours des inflammations intenses et opiniâtres qui compromettent le salut de l'organe tout entier.

N'est-il pas plus rationnel et en même temps plus certain de recourir à un traitement légèrement antiphlogistique, comme je le fais chaque jour sur un si grand nombre de malades, c'est-à-dire à l'application de quelques sangsues à la tempe du côté de l'œil affecté, à quelques purgatifs, à des frictions mercurielles, des antimoniaux, des iodures à l'intérieur? Certainement on pourrait à la rigueur guérir de telles affections par le nitrate d'argent à haute dose et employé de la manière que nous indiquerons plus bas; mais pourquoi se servir d'un moyen pour lequel les malades, surtout ceux du monde, montrent en général une assez vive répugnance, et ne pas réserver cet agent si utile pour des occasions plus sérieuses et dans lesquelles il devient une ressource véritablement merveilleuse? Ne guérit-on pas d'ailleurs sûrement les ophtalmies dont nous avons parlé en suivant le traitement que nous venons d'indiquer? Qu'arrive-t-il, en effet, dans ces cas, si l'on emploie de cette manière le nitrate? un phénomène bien simple, et que personne pourtant n'a signalé. C'est singulier, dit-on, ce moyen m'a parfaitement réussi dans tel ou tel cas, et voilà qu'aujourd'hui une violente ophtalmie se déclare; à quoi cela peut-il donc tenir? Le voici : aussitôt qu'une goutte de collyre est instillée dans l'œil, cet organe déjà enflammé, s'injecte vivement, et s'enflamme le plus souvent davantage, surtout si le collyre est trop faible et si les instillations sont faites à une trop grande distance les unes des autres. La réaction est ici plus forte que l'action du médicament. La défense est plus forte que l'attaque, et l'irritation qui en résulte est d'autant plus vive que l'on continue plus longtemps de suivre la même route. Que d'insuccès, que d'yeux perdus de cette manière!

Nous développerons plus bas nos idées à ce sujet en ajoutant, sans aller plus loin, que leur justesse a été sanctionnée par l'expérimentation la plus sévère. Je m'abstiens encore avec le plus grand soin de le prescrire à la même dose dans les kératites ulcéreuses superficielles, même légères, parce que l'aggravation de la maladie suit toujours son administration. Peut-on prescrire sans danger, dans des cas analogues d'ophtalmies lymphatiques sans photophobie, les sulfates de zinc, de cuivre, de cadmium, la pierre divine? L'administration de ces médicaments serait-elle rationnelle? Pourquoi donc oublie-t-on que l'action du nitrate d'argent à cette dose est absolument identique? Doit-on s'étonner, d'après cela, qu'une maladie légère en apparence s'aggrave en peu de temps, au point de compromettre l'organe qui en est le siége? Combien de fois ai-je vu des ophtalmies rebelles combattues à grand peine pendant des mois, des années entières, par le traitement local et général le mieux dirigé, reparaître avec toute leur acuité et leur ténacité premières, parce qu'au moment où une inflammation légère sommeillait encore dans l'organe malade, on avait prescrit un collyre de nitrate d'argent faible? Je me suis très-mal trouvé du conseil que donnent Guthrie et d'autres chirurgiens et ophtalmologistes, de prescrire ce même collyre fort ou faible dans la deuxième période des conjonctivites catarrhales (blépharites granuleuses). On sait combien ces affections sont rebelles et combien on doit le plus souvent insister longtemps sur les mêmes moyens. Or, il arrive pour la conjonctive le phénomène qu'on remarque sur la peau des épileptiques longtemps traités par le nitrate d'argent à l'intérieur, comme j'ai eu occasion de le voir sur deux individus dont la peau avait pris une teinte gris noirâtre ardoisée; la muqueuse oculaire prend une teinte rouge brun ou noirâtre sale dans sa portion oculaire, de sorte que les yeux, après la guérison, lorsqu'elle a lieu, ont un aspect des plus choquants et des plus singuliers qu'on puisse imaginer.

La lumière, selon MM. Butini et Sementini, paraît singulièrement favoriser « l'apparition de la coloration bronzée sur la peau des épileptiques, et même l'augmenter », d'où le conseil qu'ils donnent de couvrir le visage et les mains des personnes soumises au traitement. Si ce fait est certain, et tout porte à le croire, comment soustraire à l'action de la lumière l'œil traité par le nitrate d'argent? Ne vaut-il pas mieux mille fois de ne pas s'en servir? Dernièrement j'ai vu une jeune personne d'une excellente santé, dont le visage perdait la plus grande partie de ses avantages à cause de la coloration noirâtre indélébile des yeux, survenue après une instillation longtemps répétée de nitrate d'argent en collyre faible. Toutes choses égales d'ailleurs, j'ai cru remarquer que cette coloration particulière apparaît d'autant plus promptement que le malade est plus avancé en âge et que le collyre est moins fort, dernier fait en apparence paradoxal qu'on pourrait expliquer par cette hypothèse, qu'à dose faible le collyre n'agit pas assez fortement sur les vaisseaux absorbants, tandis que concentré il les oblitère en partie. Quoi qu'il en soit, cet inconvénient, surtout quand il s'agit de personnes du sexe, me paraît assez grave à lui seul pour autoriser un praticien à se servir d'agents dont l'action est identique et n'offre pas de semblables conséquences.

§ IV. *Emploi du nitrate d'argent comme caustique dans les ophtalmies.* C'est surtout lorsque l'utilité d'un moyen a été constatée par des hommes du plus grand mérite, et lorsqu'on n'a pas encore bien spécifié les circonstances dans lesquelles on doit en faire usage, qu'il en résulte en général le plus grave abus dans la pratique par une vicieuse application. Cela devient d'une grande exactitude si on le rapporte à l'emploi du nitrate d'argent comme caustique dans les maladies oculaires généralement si peu connues en France à l'époque où on a commencé à le mettre en usage. Que n'a-t-on pas guéri avec le nitrate d'argent en crayon? Quelle inflammation oculaire a résisté à une solution concentrée du même corps promené au moyen d'un pinceau sur la muqueuse oculaire, plusieurs fois ou une fois seulement par jour? Je suis loin de nier que ce moyen n'ait rendu de grands services dans des circonstances données, mais je suis convaincu qu'on les a de beaucoup exagérés, et qu'à part les insuccès qu'on ne publie pas toujours, on aurait guéri les malades tout aussi bien avec des moyens plus doux et moins dangereux.

Je conçois, par exemple, que le crayon de nitrate soit employé dans les cas d'épaisses granulations, que sa solution concentrée soit portée au moyen d'un pinceau et avec précaution sur une ulcération peu profonde de la cornée, ou que cette ulcération soit touchée avec le crayon lui-même; tous les jours je reconnais et je constate devant un grand nombre de médecins, ses merveilleux effets dans de telles occasions. Je l'applique souvent moi-même, en nature, dans les cas où la vitalité des paupières est en quelque sorte endormie ou presque nulle, comme il arrive dans les conjonctivites catarrhales chroniques, et lorsque les tissus *s'habituent* aux astringents même les plus forts. C'est une impulsion nouvelle, un véritable coup de fouet qu'on donne ainsi à l'inflammation — ou plutôt à l'hypérémie passive — et, sous l'influence de ce moyen énergique, les tissus réveillés de leur atonie extrême, reprennent une nouvelle vie, et sont plus facilement ramenés vers leur état normal. Mais je ne conçois pas, et je ne m'expliquerai probablement jamais pourquoi on abuse si souvent d'un moyen si utile, en l'appliquant dans des cas si loin d'en réclamer l'emploi. Qu'obtient-on, par exemple, bien que Scarpa l'ait conseillé le premier, en touchant les pustules des conjonctivites lymphatiques? leur affaissement? Mais il arrive toujours sans cela; et, par un autre traitement, à mon avis plus rationnel, on n'a pas à craindre des inflammations avec photophobie qui compromettent si souvent l'organe. Ces inflammations, en effet, chez les individus lymphatiques, et chez les scrofuleux à plus forte raison, une fois qu'elles se sont montrées, soit spontanément, soit par suite d'un mauvais traitement, ont une tendance si grande à se reproduire, qu'on pourrait les caractériser à meilleur droit par ce mot : *à répétition*, qu'on a donné aux blennorrhagies urétrales qui reparaissent plusieurs fois avec une nouvelle acuité, et sans cause connue.

Est-il plus rationnel encore, et avant l'emploi d'autres moyens, de couper, comme on dit, d'un coup de crayon, un paquet de vaisseaux récemment formé sur la cornée, et se rendant au milieu d'un épanchement interlamellaire ou d'une ulcération? Que d'adhérences incurables de la conjonctive palpébrale à la conjonctive oculaire (symblépharon) n'a-t-on pas provoquées ainsi? Que d'entropions, d'ectropions, de trichiasis, de lagophtalmos, de taies de la cornée reconnaissent pour cause la cautérisation brutale et journalière des conjonctives palpébrales! Voyez la liste des infirmités qui peuvent résulter et qui résultent, en effet, de ce moyen, dans l'excellent article de M. F. Cunier, inséré dans le premier volume des Annales d'oculistique, p. 229 et suivantes, même dans le traitement des granulations conjonctivales, et vous jugerez ensuite si ce que j'en dis là est exagéré.

Lisez la lettre du docteur Weiss, insérée dans le même volume, pag. 256 et suivantes, dans laquelle il dit que le crayon de nitrate d'argent est tombé en défaveur, même à l'hôpital Guthrie de Londres, qu'on y emploie le caustique en solution supersaturée, parce que son action est plus uniforme, mais que cette solution agit comme le caustique, de telle sorte que tous les jours, à l'époque où il écrit (1839) on fait l'opération du symblépharon au London infirmary, où il se présente par an sept à huit mille enfants affectés de granulations. » Mais n'allons pas plus loin dans ces citations, car si je prenais à tâche de signaler tous les inconvénients de pareilles méthodes, je dépasserais de beaucoup le but que je me suis proposé ici.

§ V. *Nouvelle méthode d'employer le nitrate d'argent.* Quelle est sur les membranes de l'œil l'action du nitrate d'argent en collyre? Telle est la question que nous nous sommes posée d'abord. Si on l'emploie faible, il diminue la vitalité de l'organe, comprime légèrement la circulation, et, sous le rapport de son action, peut être comparé à l'eau froide appliquée sur nos tissus. S'il est fort, au contraire, il agit comme les autres caustiques dont l'action a plus d'un point d'analogie avec celle du froid intense, en ce sens qu'ils enrayent, comme ce dernier, la circulation dans les parties atteintes par l'oblitération des vaisseaux à un plus ou moins haut degré.

Si nous cherchons à nous rendre compte d'abord de l'action de l'eau froide sur nos tissus, nous trouvons « qu'appliquée sur une région quelconque, elle détermine constamment, mais à des degrés différents, la répercussion du sang vers les parties profondes, effet qui se traduit à l'observateur par la décoloration, le refroidissement et la diminution de volume de cette même région, dont la circulation capillaire se trouve ralentie et la vitalité abaissée. Cette répercussion du sang vers les parties profondes, offre dans sa durée des variations qui sont proportionnées à la persistance de l'action de l'eau sur la région où on en fait l'application; et, dès que celle-ci vient à cesser, le retour du sang, d'où il avait été chassé sous l'influence d'un agent physique, le froid, s'effectue avec une violence qui est en rapport avec le degré de température de l'eau elle-même, et de la tendance plus ou moins prononcée que la région conserve à se congestionner de nouveau. On dit alors *que la réaction s'effectue,* écueil qu'il est urgent d'éviter, puisqu'il agit dans le sens même de la condition dynamique que l'on cherche à combattre par l'eau froide, à moins toutefois que l'application extérieure de l'eau n'ait précisément pour but de provoquer cette même réaction. On voit alors la circulation s'activer dans la partie, comme le démontre la rubéfaction, l'élévation de température et le gonflement. » (Fabre, Dictionnaire des Dictionnaires de médecine, t. III, p. 425 et 426.)

Si maintenant nous étudions l'action du froid intense, nous voyons qu'il agit dans le même sens, mais avec plus d'énergie et en raison directe de son intensité même. Plusieurs opinions, dont nous ne citerons qu'une seule, ont été émises pour expliquer son action. M. Poiseulle a annoncé en 1836 « qu'il y a à l'intérieur des vaisseaux une couche mince de liquide, et que celui-ci s'épaissit à mesure que la température s'abaisse; de telle sorte qu'il en résulte un obstacle toujours croissant à la progression des globules sanguins; alors les vaisseaux de la périphérie recevant une moindre quantité de sang, ce fluide stagne dans ceux des viscères et de l'intérieur du corps. Cette opinion a été admise par M. Guérard. » (Fabre, loc. cit., t. III, p. 6.)

D'un autre côté, M. le professeur Bérard jeune et M. Denonvilliers s'expriment ainsi à propos de la réaction qui s'opère dans une partie momentanément refroidie (Compendium de chir., t. Ier, p. 303) : « Tous ces symptômes, — le gonflement, la rougeur, les démangeaisons, — peuvent aller en augmentant, et alors s'établit une véritable inflammation. Celle-ci, variable selon l'intensité du froid, offre assez exactement les degrés que l'on observe dans la brûlure. Ainsi, il y a un simple érythème, ou bien une phlyctène se forme, et, après la chute de l'épiderme, la surface peut suppurer et s'enflammer. »

Ces citations, un peu longues peut-être, expriment si entièrement l'opinion que nous nous en sommes formée par une observation exacte et fréquente, que nous avons cru bien faire en rapportant textuellement les passages.

Est-il nécessaire maintenant de donner plus de développement à cette idée, savoir : qu'il y a similitude d'action sur nos tissus entre les astringents et l'eau froide, entre les caustiques et le froid intense? La définition suivante des astringents, par Cullen, suffirait pour lever tout espèce de doute : « Ce sont, dit cet auteur, des substances qui, appliquées au corps humain, produisent la contraction et la condensation des solides mous, et augmentent par-là leur densité et leur force de cohésion, resserrent les tissus des organes avec lesquels on les met en contact, et déterminent une turgescence locale en rapprochant les parois des vaisseaux sur les fluides qui y sont contenus. » (FABRE, loc. cit., p. 530.)

Quant aux caustiques, ne détruisent-ils pas les parties qu'ils touchent? En cela leur action n'est-elle pas semblable sous quelques rapports à celle du froid intense qui, comme eux, produit « une escarre, véritable gangrène locale et circonscrite qui varie pour la rapidité de sa formation, pour sa couleur, son étendue, son épaisseur, sa densité? »

Maintenant, si nous reprenons notre idée, n'arrivons-nous pas à la conclusion que nous avons cherchée, savoir : que le nitrate d'argent agit comme les astringents ou l'eau froide, s'il est faible, ou comme les caustiques et le froid intense, s'il est fort? Donc, si nous l'employons faible ou comme astringent, c'est-à-dire comme nous employerions l'eau froide, il faudra prendre certaines précautions pour que la réaction, si terrible dans les maladies oculaires, ne se montre pas comme elle apparaîtrait infailliblement sur un membre soumis pendant une heure, par exemple, à des irrigations d'eau froide qu'on cesserait brusquement.

Il est facile à présent de deviner ce qui doit infailliblement arriver, à moins du hasard le plus heureux, lorsque dans une inflammation oculaire externe sans photophobie (une conjonctivite lymphatique, avec ou sans pustules, une conjonctivite simple, une kératite superficielle vasculaire ou non, un ulcère atonique, etc.) on prescrit un collyre astringent faible, à la dose de quelques gouttes par jour. Le sang, faiblement et momentanément chassé des capillaires, s'y précipite bientôt avec une force et une vitesse en sens inverse à la fois et de la force astringente du collyre et de la fréquence des instillations dans l'œil. Cet organe, dès le moment où la première goutte de collyre a été introduite, s'injecte dans son ensemble, et les parties jusque là saines, blanches, soumises à son action, réagissent comme la partie malade, résistent quelquefois à une première provocation et reprennent leur couleur normale, mais s'enflamment bientôt réellement si les instillations sont répétées surtout de loin en loin. Ainsi, la conjonctive rougit, puis s'enflamme; la sclérotique se couvre de vaisseaux, la pupille se resserre, la photophobie et l'épiphora surviennent et toutes les chances mauvaises d'une violente ophtalmie externe, très-souvent d'une ophtalmie interne plus ou moins intense, avec leurs fâcheuses conséquences, restent au médecin. Il faut bien alors recourir à la médication antiphlogistique, particulièrement aux émissions sanguines abondantes, pour combattre cette réaction terrible qu'on aurait pu prévenir par un traitement mieux dirigé, età laquelle maintenant on ne peut plus assigner de limites. Me ferais-je donc illusion en avançant que c'est précisément parce que personne n'a tenu compte jusqu'ici de cette réaction, que l'administration du médicament a échoué si souvent dans les cas où il était le mieux indiqué!

En général, je n'emploie pas le nitrate d'argent à dose très-faible pour les raisons que j'ai développées, parce que la réaction est d'autant plus à craindre qu'on a dans les mains des armes moins fortes. Il ne faudrait pas croire cependant que je l'administre à l'état d'escharrotique, comme les partisans exclusifs de la méthode ectrotique le recommandent, car j'ai reconnu qu'il est mieux de conserver toujours un juste milieu entre ces deux extrêmes. La raison en est peut-être dans ce fait, qu'une escharre étant une fois formée, celle-ci met les tissus sous-jacents à l'abri de l'action du collyre, et que rien n'empêche plus alors la réaction de venir tout compromettre. On en peut juger, au reste, par le gonflement des paupières qui, dans ce cas, suit l'application du caustique. La dose du collyre dont je me sers, varie entre 40 et 90 centigrammes de nitrate d'argent cristallisé pour 10 grammes d'eau, selon que la photophobie est plus ou moins ancienne, comme dans les ophtalmies scrofuleuses invétérées, par exemple, cas dans lequel on agit plus vigoureusement d'abord. A cette dose, le collyre ne blanchit que rarement la muqueuse oculaire. (Cela pourtant arrive quelquefois chez de très-jeunes enfants, mais alors j'ai soin de diminuer la force du nitrate en recommandant de faire des instillations plus fréquentes.) Cela fait, l'indication la plus importante à remplir, c'est de prescrire au malade des instillations dans l'œil, répétées par gouttes de demi-heure en demi-heure pendant vingt-quatre heures, *sans interruption aucune*. Dans quelques cas rares, il faut recommencer l'instillation de quart-d'heure en quart-d'heure seulement pendant les deux ou trois premières heures du traitement. J'ai soin de prévenir le malade que pendant ces deux ou trois premières heures, il éprouvera des douleurs assez vives, parce que c'est ordinairement le temps nécessaire pour que la tolérance s'établisse; mais, que passé ce temps, elles deviendront très-supportables, et seront suivies d'une notable amélioration, ce qui ne manque pas d'arriver, en effet, dans tous les cas. De cette manière, l'œil malade est à l'abri de la réaction, parce que la force de répercussion agissant pour ainsi dire d'une manière continue, maintient les vaisseaux dans un état de resserrement que cette réaction ne peut vaincre.

S'il m'est possible de revoir le malade cinq ou six heures après l'instillation de la première goutte, je juge par l'état de l'organe, si, ou non, la réaction tend à survenir, et alors, si non, je continue; si oui, au contraire, j'augmente la force du même collyre de 10, 15 ou 20 centigrammes. Si je ne puis revoir le patient qu'après vingt-quatre heures, j'ai soin de prescrire de suite un collyre un peu plus fort (je débute par 50 à 60 centigrammes de nitrate pour 10 grammes d'eau), et je n'ai rien à craindre. Dans quelques cas où je me défie de la persévérance ou de la bonne volonté du malade, je recommande des fomentations d'eau glacée pour aider l'action du collyre. Cependant, je me hâte d'ajouter que cela ne m'est arrivé que rarement.

Après les vingt-quatre heures, la réaction ne survient plus, mais la photophobie n'est pas toujours complètement éteinte, bien que l'injection des membranes externes ait d'ordinaire diminué; et, dans ce cas comme dans l'autre, je fais ajouter 10 ou 20 centigrammes de nitrate, et après quarante-huit heures, rarement plus, l'ophtalmie est à sa deuxième période, je veux dire que la forme aiguë n'existe plus. Alors les instillations sont moins souvent répétées, d'heure en heure, par exemple, et enfin abandonnées, puis remplacées par le traitement général approprié.

Cette méthode a sur les autres l'immense avantage d'éviter aux malades photophobes un traitement antiphlogistique plus ou moins long et énergique, dirigé toujours, ou du moins le plus souvent, contre la photophobie seule. Il est du plus haut intérêt d'y recourir, surtout lorsqu'on a à traiter des individus lymphatiques ou scrofuleux chez lesquels les pertes de sang souvent répétées ne sont pas sans danger. Elle remplace à elle seule les saignées, les sangsues, les purgatifs et tout l'arsenal pharmaceutique et chirurgical dans la période aiguë de l'ophtalmie. Elle enraye avec certitude l'inflammation dans sa marche croissante, et combat avantageusement la photophobie dans l'espace de vingt-quatre à trente-six heures, terme moyen. De plus, on peut toujours y recourir sans inconvénient dans le cas de réapparition de l'ophtalmie, tandis qu'il n'est pas toujours possible de revenir aux émissions sanguines.

Qu'on ne pense pas que, partisan exclusif du nitrate d'argent, j'avance qu'employé de cette manière cet agent puisse remplacer à lui seul tout médicament : loin de là, car tout n'est pas dit quand la photophobie est tombée; c'est à ce moment, au contraire, qu'il faut toute la sagacité du médecin, toutes les connaissances de l'ophtalmologiste pour employer des agents capables de ramener l'organe vers l'état normal. C'est alors que les purgatifs, les astringents légers en collyre, et plus tard la cautérisation des granulations avec le sulfate de cuivre, s'il y en a sous les paupières, sont du plus grand secours; enfin, c'est à ce moment qu'on doit commencer un traitement général convenable. A la fin de ce mémoire, je donnerai la description sommaire de quelques cas dans lesquels cette méthode, qui n'a pas encore failli dans mes mains, peut-être par la raison que j'ai eu le soin de bien choisir les cas, a été mis en usage, et j'indiquerai l'état anatomique de l'œil avant et après l'emploi du collyre, en rappelant le traitement général prescrit.

§ VI. *Cas particuliers dans lesquels le collyre de nitrate d'argent peut être employé selon notre méthode. Quelques mots sur ceux où il est contre indiqué.*

1°. Conjonctivites.

A. *Conjonctivite simple.* A son début, c'est-à-dire au moment où l'inflammation est dans sa marche ascendante, on pourrait sans doute, et avec certitude de succès, employer de la manière indiquée le collyre de nitrate d'argent. Mais lorsque la conjonctivite est simple, il n'y a aucune injection dans la sclérotique; la pupille est mobile, normalement ouverte; en un mot, il n'y a point de photophobie. Il est donc, jusque-là, plus rationnel de s'en tenir aux moyens généraux, tels que des purgatifs salins, des bains de pieds, etc., et de passer plus tard à de légers collyres astringents.

Malheureusement, l'inflammation de la conjonctive tend souvent à passer aux membranes internes, et celles-ci présentent alors tous les signes d'une congestion plus ou moins vive et des phénomènes d'autant plus importants à reconnaître, que si on les néglige, l'œil peut être gravement compromis. Ainsi, la sclérotique, saine jusque-là, se couvre de vaisseaux, l'iris perd plus ou moins de sa mobilité normale, sans que sa coloration cependant soit aucunement altérée; la pupille se resserre un peu, la photophobie et l'épiphora surviennent; enfin, on voit tous les symptômes d'une hypérémie oculaire active. Il n'y a pas à hésiter alors; le collyre de nitrate d'argent, employé de la manière indiquée, fera bientôt tout disparaître. Mais si, au lieu d'une simple hypérémie, il existe un commencement d'inflammation des membranes internes, il faut se hâter de recourir à une médication antiphlogistique décidée.

B. *Conjonctivite catharrale.* Elle rentre tout à fait dans le cas de la précédente. Au début, on doit se comporter comme si la conjonctivite était simple. Lorsqu'on a à craindre un chémosis inflammatoire ou séreux, il faut se hâter d'avoir recours au nitrate d'argent, selon notre méthode, pour arrêter le gonflement dans sa marche, avant que l'inflammation n'ait atteint les membranes internes, et avant que des épanchements interlamellaires plus ou moins larges et profonds ne se soient formés dans la cornée. Hâtons-nous de dire cependant que ces épanchements, lorsqu'ils sont circonscrits et superficiels, ne sont point une contre-indication à l'emploi du collyre.

Lorsque la maladie, sans complication de chémosis, en est à sa deuxième période, c'est-à-dire à l'écoulement plus ou moins abondant de matière jaunâtre, quelques applications journalières de sulfate de cuivre en crayon sur les conjonctives palpébrales, aidées de collyres astringents, tels que ceux de plomb, de zinc, de cuivre, etc., suffisent toujours pour ramener les tissus à des conditions normales.

Si la maladie, passée à l'état chronique, s'est compliquée de granulations sur les conjonctives (cas applicables aussi aux conjonctivites purulentes), ce n'est nullement une indication de recourir au nitrate d'argent en collyre, surtout si ce collyre est faible, les conjonctives granulées prenant rapidement la couleur noirâtre indélébile, dont nous avons parlé plus haut. (V. § III.) Il faut alors pratiquer l'excision des granulations combinée à la cautérisation, ou la cautérisation seule, selon le cas.

C. *Conjonctivite des nouveaux-nés. — Conjonctivite purulente. — Conjonctivite blennorrhagique.* Il serait oiseux de répéter ici que le nitrate d'argent a rendu d'immenses services dans ces maladies, surtout avant que la cornée ne fût atteinte profondément; Graëfe le premier, ainsi qu'on l'a vu dans le § II, avait déjà recommandé ce moyen dès l'année 1824. Néanmoins, si l'on étudie les résultats publiés de tous côtés, on ne tarde pas à reconnaître que l'emploi du nitrate a souvent échoué, même dans les mains les plus habiles, très-probablement, entre autres circonstances, parce qu'il était prescrit à dose ou trop forte, ou trop faible, et surtout, dans ce dernier cas, parce que les instillations répétées à trop grande distance permettaient à la réaction de survenir. Employé de la manière que nous avons indiquée, le nitrate nous a été du plus grand secours dans les affections dont nous nous occupons, et nous ajouterons même que, dans ces cas, il ne nous est pas arrivé de résultats fâcheux en réalité.

Nous avons observé, en effet, que le nitrate d'argent employé selon notre méthode, met l'œil malade à l'abri du gonflement énorme qui ne manque pas de survenir par le fait même de la maladie, et que ce gonflement augmente soit après les cautérisations avec le crayon, soit à la suite de l'usage des solutions à dose très-concentrée. Par ces deux derniers moyens, il est vrai, on arrête souvent l'écoulement purulent, mais le gonflement, sous-jacent à l'escarre de la muqueuse, détermine, par la compression, des lésions de la cornée qu'on aurait pu éviter.

Un autre inconvénient de ces cautérisations, c'est que, pour agir de nouveau, il faut attendre la chute des parties détruites, qui, pendant tout le temps qu'elles restent en place, mettent les tissus qu'elles recouvrent à l'abri des collyres qu'on pourrait avoir prescrits, circonstance à considérer dans une affection dont la marche est si rapide. Nous croyons donc qu'il est souvent très-fâcheux pour le malade atteint d'ophtalmie purulente, d'employer un moyen qui, par son application, augmente, ou souvent même provoque le gonflement qui accompagne toujours cette maladie, et qui, d'un autre côté, n'agit pas d'une manière continue sur les parties malades.

Par notre méthode, au contraire, on prévient le gonflement ou on l'arrête s'il existe, sans l'augmenter d'abord, et l'on agit sur l'œil d'une manière incessante, sans risque d'aucun inconvénient. Cependant nous devons nous hâter de dire qu'un autre moyen moins douloureux pour les malades, nous a également bien réussi dans les ophtalmies purulentes déclarées. Nous voulons parler des instillations presque continues pendant vingt-quatre heures et plus, d'un simple collyre de borax, ou autre astringent faible entre les paupières, au moyen d'une petite seringue, s'il y a beaucoup de gonflement. Ces instillations sont aidées de l'application d'une sangsue au-devant de chaque oreille chez les nouveaux-nés, d'une ou plusieurs larges saignées chez les adultes, et surtout, dans tous les cas, de la cautérisation des quatre paupières avec le sulfate de cuivre, répétée plusieurs jours de suite.

Je viens encore d'employer ce moyen dans le courant de janvier, sur cinq individus atteints d'ophtalmie purulente, parmi lesquels se trouvait le garçon des pavillons de l'Ecole pratique et sa petite fille, âgée de deux ans seulement. Cette enfant avait communiqué la maladie à son père. Chez ces cinq malades, ce traitement a parfaitement bien réussi à ramener, dans l'espace de quatre à cinq jours, l'ophtalmie purulente à l'état de simple conjonctivite catarrhale, bien qu'elle se fût montrée sous la forme la plus aiguë.

D. *Conjonctivite lymphatique, scrofuleuse, appelée aussi conjonctivite angulaire, partielle, avec ou sans pustules ou papules.* Cette maladie, bornée à une partie seulement de la conjonctive bulbaire, doit être attaquée plutôt par un traitement général que local. La rougeur cède le plus souvent très-vite à des purgatifs, au calomel à l'intérieur, aux iodures, aux préparations antimoniales, etc., mais s'aggrave rapidement sous l'influence des topiques astringents faibles, ainsi que nous l'avons dit plus haut, § III, et peut dégénérer bientôt, si l'on emploie ce moyen, en une ophtalmie rebelle avec photophobie opiniâtre. Il n'est pas nécessaire, pour cette conjonctivite, de recourir à l'emploi du nitrate d'argent selon notre méthode. Nous avons exprimé notre opinion sur la cautérisation avec le crayon de nitrate, des pustules qui apparaissent sur la conjonctive dans cette maladie, nous n'y reviendrons pas ici.

2°. KÉRATITES. — PANNUS.

L'inflammation de la cornée se présente sous deux aspects différents, selon qu'elle est primitive ou secondaire, c'est-à-dire selon qu'elle frappe d'emblée cette membrane ou qu'elle s'y propage par continuité de tissu. Dans le premier cas, la membrane transparente se dépolit en partie ou dans son ensemble, sans que la conjonctive ait été préalablement malade; dans le second, au contraire, cette dernière s'est enflammée, et l'inflammation a gagné la cornée. Les kératites primitives n'amènent pas d'ordinaire d'inflammation de la conjonctive, du moins au début, mais se compliquent très-fréquemment d'une ophtalmie interne, à marche très-lente, qui finit par produire à la longue des adhérences entre l'iris et la capsule (synéchies postérieures) et des dépôts fibro-albumineux sur cette membrane. Cette inflammation interne de l'œil est parfois si insaisissable et toujours si insidieuse, qu'on en reconnaît l'existence, sinon le passage, par ses résultats plutôt que par les symptômes qui la décèlent. Les kératites secondaires, au contraire, qui sont vasculaires pour la plupart, s'accompagnent souvent, pour ne pas dire toujours, dès leur début, de tous les signes d'une vive congestion iridienne, scléroticale et rétinienne avec grande photophobie, symptômes qui peuvent être rapidement suivis d'une ophtalmie interne très-franche, surtout si l'inflammation naissante n'a pas été jugulée par des moyens convenables.

Maintenant que nous sommes fixés sur les mots, étudions, sous le point de vue de l'emploi du nitrate d'argent, les diverses kératites et les lésions qu'elles entraînent après elles, c'est-à-dire les épanchements intrà-lamellaires, les ulcérations, les pannus, etc.

1°. *Kératites primitives.* — Elles ne sont précédées ni accompagnées de conjonctivite et ne réclament pas l'emploi du nitrate d'argent.

La *kératite pointillée*, par exemple, qui sera de notre part l'objet d'un mémoire spécial, disparaît quelquefois sous la double influence de cet agent et d'un traitement interne approprié, ainsi que j'ai eu l'occasion de le constater plusieurs fois; mais comme elle est le plus souvent compliquée d'ophtalmie interne très-latente, qui commence par la membrane de l'humeur aqueuse, que dans ces cas les topiques sont contre-indiqués, le nitrate d'argent me semble devoir être mis hors de cause.

La *kératite primitive* ou *non vasculaire*, ne me semble être qu'un degré plus avancé de la précédente, et je me fonde sur ce que les caractères physiques de l'une et de l'autre, à l'intensité près, ont beaucoup d'analogie, et en outre, sur ce fait, que toutes deux s'accompagnent bien souvent d'adhérences entre la cristalloïde ou l'iris, et sont très-rebelles. Ce que j'ai dit à propos de la kératite pointillée sur l'emploi du nitrate d'argent, est donc applicable à la kératite primitive ou non vasculaire, à laquelle MM. Mackensie et Velpeau donnent pour principal caractère une teinte vert de mer uniformément répandue sur la cornée.

2° *Kératites secondaires.* — Pendant la durée d'une conjonctivite aiguë avec irritation des membranes internes, il peut arriver, soit que des vaisseaux en plus ou moins grand nombre apparaissent sur la cornée (kératites vasculaires), soit qu'un ou plusieurs épanchements de lymphe plastique se forment d'emblée entre les lamelles de cette membrane. Etudions d'abord les *kératites vasculaires*, que nous diviserons en SUPERFICIELLES, *partielles* ou *générales*, *aiguës* et *chroniques*, et en KÉRATITES PROFONDES, *partielles* ou *générales*. Ensuite, nous dirons quelques mots des épanchements interlamellaires et des ulcères de la cornée.

A. *Kératites vasculaires*, SUPERFICIELLES, *partielles* ou *générales*, *aiguës* et *chroniques*. Ces kératites, qu'elles soient aiguës ou chroniques, présentent des caractères généraux auxquels le médecin ne peut se tromper. Les vaisseaux qui les forment, convergent par leurs sommets vers le centre de la cornée, et rayonnent par leur base dans la conjonctive bulbaire. Ils ne se cachent pas profondément dans les tissus auprès de l'insertion de la cornée sur la sclérotique, phé-

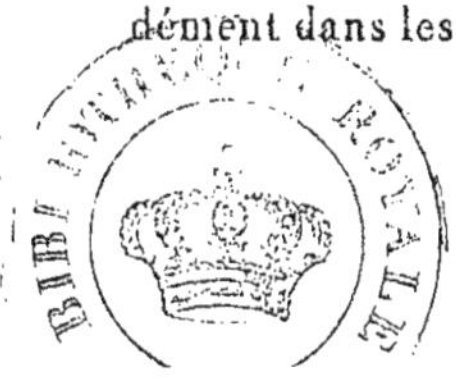

nomène qui existe dans les kératites profondes, et l'observateur peut les suivre facilement dans leur trajet de la cornée sur la conjonctivite scléroticale; d'ailleurs, si on regarde l'œil obliquement, on reconnaît aisément que ces vaisseaux rampent dans la conjonctive cornéenne, ou tout au plus à la surface de la lamelle externe de la membrane transparente.

Maintenant, un autre caractère distingue les kératites superficielles aiguës des chroniques, c'est l'injection rayonnante de la sclérotique, l'hypérémie irritative oculaire générale, la vive photophobie qui existent dans les premières, et l'absence de ces symptômes dans les secondes.

Les kératites vasculaires *aiguës superficielles*, partielles ou générales, même lorsqu'elles sont compliquées d'un ou plusieurs épanchements ou ulcères superficiels, disparaissent d'une manière vraiment remarquable, sous l'influence du nitrate d'argent, employé selon notre méthode. C'est, ainsi que nous l'avons dit plus haut, surtout dans les ophtalmies scrofuleuses dans lesquelles la photophobie persiste pendant des mois, des années entières, en faisant de temps à autre de courtes rémissions, que l'on retire les plus grands avantages de ce moyen. La photophobie la plus rebelle cède toujours dans l'espace de 24 à 48 heures, temps après lequel les vaisseaux diminuent d'ordinaire et dans leur nombre et dans leur diamètre. Les malades commencent alors à mieux supporter la lumière, et l'ophtalmie, arrêtée dans sa marche, ne tarde pas à faire place à un état de choses plus satisfaisant, et bientôt après, au moyen d'un traitement général convenable, à une guérison complète. Dans quelques cas exceptionnels, après 24 heures d'instillations de nitrate d'argent faites comme nous l'avons indiqué, la photophobie persiste encore à un assez haut degré; mais si l'on a bien fait attention à l'état anatomique de l'organe au moment de la prescription du collyre, il sera facile de voir que la cornée, si elle n'est pas déjà dans un état meilleur, est au moins très-loin de présenter une injection aussi vive que la veille. C'est alors le cas de continuer les instillations en augmentant la force du topique en raison directe de l'intensité de l'inflammation même, mais jusqu'aux limites que nous avons posées.

Les kératites vasculaires *chroniques superficielles*, partielles ou générales, cèdent aussi, mais beaucoup moins rapidement, aux mêmes moyens. Après 24 heures d'instillations répétées de demi-heure en demi-heure, la réaction n'est plus à craindre; on peut les continuer alors, mais un peu plus fortes, d'heure en heure pendant le jour seulement. Elles seront aidées de quelques purgatifs et de vésicatoires volants derrière les oreilles et à la nuque. J'emploie rarement, au reste, le nitrate d'argent dans ces cas.

B. *Kératites vasculaires* PROFONDES, *partielles* ou *générales*. Elles sont rarement compliquées de photophobie, et sont presque toujours consécutives à une ophtalmie passée à l'état chronique. Les vaisseaux qui les forment, dilatés, tortueux, d'ordinaire de couleur rouge-brun ou violacée, rampent dans les lamelles profondes de la cornée, convergent par leurs sommets vers le centre de cette membrane, et forment souvent à cet endroit des épanchements de lymphe plastique plus ou moins larges et opaques. Si l'on se place de côté, il est facile de voir que ces vaisseaux occupent un plan postérieur par rapport aux lames antérieures de la cornée qui ont conservé leur transparence. On reconnaît encore qu'il en est ainsi, à ce que leur base vers la circonférence de la cornée disparaît, pour se montrer plus loin dans le tissu cellulaire sous-conjonctival même, ou dans la sclérotique, tandis que les vaisseaux des kératites superficielles se continuent sans interruption de la conjonctive sur la cornée. Que peut faire dans ces cas un collyre? Agira-t-il sur les vaisseaux dilatés? Le crayon de nitrate d'argent lui-même porté directement sur l'œil, les atteindra-t-il à travers les tissus sains interposés? L'excision partielle plus ou moins étendue de la muqueuse réussira-t-elle mieux si les vaisseaux sont situés plus loin que le tissu cellulaire sous-conjonctival? Il est évident que dans de pareil cas, c'est à une médication antiphlogistique sage, appropriée à la constitution du sujet, aux saignées, aux applications de sangsues, aux purgatifs, et plus tard aux révulsifs cutanés plus ou moins énergiques qu'on devra avoir recours, et que tous les autres moyens dont nous venons de parler, le nitrate d'argent comme les autres, sont contre-indiqués d'une manière absolue.

C. *Kératites vasculaires panniformes. Pannus.* Les vaisseaux qui forment, par leur réunion, les kératites vasculaires superficielles, peuvent être plus ou moins nombreux, c'est-à-dire qu'ils laissent sur la cornée des interstices triangulaires transparents variant d'étendue. Lorsque ces espaces transparents sont très-étroits, on nomme l'affection *kératite vasculaire panniforme*, et *pannus* lorsque la partie vascularisée de la cornée est entièrement opaque. Dans le principe, et lorsqu'elle est à l'état le plus simple, la maladie siége dans la surface de la membrane transparente. Mais lorsqu'elle prend un certain caractère de gravité, ce qui arrive souvent quand on n'a pas pu s'en rendre maître de bonne heure, la conjonctive cornéenne se vascularise davantage, se gonfle, et prend bientôt l'aspect d'une sorte de végétation rougeâtre ou grisâtre sale, qui tend à s'élever de plus en plus au-dessus du niveau du reste de la cornée. Reste alors une question à décider : il faut reconnaître si la conjonctive cornéenne seule est malade, ou si les lames profondes de la cornée sont vascularisées; car de ce diagnostic dépend le succès des topiques si on les emploie. En effet, les applications directes de nitrate d'argent sur le pannus, s'il est superficiel et borné à la cornée, sans que la conjonctive bulbaire soit malade, pourront être d'un grand secours, mais ne détruiront pas la maladie si elle est très-profonde. Si les vaisseaux qui troublent la cornée viennent de la conjonctive scléroticale, la cautérisation simple ou la cautérisation annulaire, l'excision, seront indiquées, surtout si on les aide de moyens généraux convenables. Mais si, dans ce cas comme dans l'autre, la maladie est invétérée et profonde, que pourra faire le collyre de nitrate d'argent, quelle que soit la dose à laquelle on l'emploie, lorsque la cautérisation, l'excision isolées ou combinées échoueront elles-mêmes? Et pourtant, que de pannus sont traités de cette manière. Peut-on dire raisonnablement alors, que le collyre de nitrate d'argent est un agent des plus infidèles?

Il est une autre *kératite vasculaire panniforme* qui occupe toujours la partie supérieure de la cornée, et dans laquelle l'injection prend une forme quelquefois semi-lunaire, et le plus souvent triangulaire. C'est cette maladie dont M. Sichel a, selon moi, parfaitement bien expliqué la formation par le frottement répété sur la cornée de granulations siégeant sous la paupière supérieure. Cet auteur ne dit pas, comme tend à le faire supposer un passage de l'ouvrage de M. Jeanselme (Manuel pratique des maladies des yeux, d'après les leçons cliniques de M. Velpeau, 1840, p. 162), que tout espèce de pannus reconnaît toujours et absolument pour cause les granulations de la paupière supérieure; mais que le pannus dont il est question ici se dessine par « une injection qui se limite quelquefois dans la partie supérieure de la cornée, revêt un aspect particulier, qui fait reconnaître au premier coup-d'œil la spécialité de l'affection.... Qu'il n'y a qu'à renverser chez ces malades la paupière supérieure pour trouver la conjonctivite couverte de granulations qui prennent toutes les formes, etc. » (Sichel, Traité de l'Ophtalmie, la Cataracte et l'Amaurose, p. 230.)

Or, qu'y a-t-il à faire ici, sinon à détruire d'abord les granulations par des moyens appropriés? De quel secours peut encore être dans ce cas le nitrate d'argent en collyre?

ÉPANCHEMENTS INTERLAMELLAIRES; ABCÈS DE LA CORNÉE.

Nous avons dit plus haut que les *kératites secondaires* sont le plus souvent vasculaires et compliquées d'épanchement, mais que très-fréquemment ceux-ci apparaissent d'emblée après une vive congestion iridienne et scléroticale consécutive à une conjonctivite aiguë qu'on n'a pas enrayée dans sa marche. Considérés en général, ces épanchements, formés par un dépôt de lymphe plastique ou de pus dans les mailles du tissu cellulaire inter-lamellaire de la cornée sont divisés en superficiels et en profonds, selon qu'ils sont éloignés ou non de la lamelle externe de la cornée. On leur donne le nom d'*épanchements* quand la matière qui les compose est peu abondante, tandis qu'on leur réserve celui d'*abcès* dans le cas contraire. Ils sont toujours accompagnés d'une photophobie d'autant plus vive, qu'on se rapproche davantage du moment de leur formation. Tantôt isolés, tantôt multiples, on les voit apparaître sur un ou plusieurs points de la cornée, sous forme d'une petite tache blanc-jaunâtre sale, plus opaque à son centre qu'à ses bords. Cette tache reste limitée quelquefois, et n'acquiert alors que 2 ou 3 millimètres de diamètre; mais dans des circonstances plus fâcheuses, elle s'étend avec une effrayante rapidité et envahit toute la cornée, ou au moins la plus grande partie de cette membrane. La cause de la production de la matière infiltrée venant à cesser, on conçoit que les épanchements pourront se resorber et disparaître, même sans laisser de traces; mais que d'un autre côté, cette cause agissant d'une manière continue, soit parce qu'on ne l'aura pas combattue par des moyens convenables, soit parce que les choses auront marché si rapidement qu'on n'aura pas pu y porter remède, il puisse arriver que cette matière soulève peu à peu les lamelles de la cornée au-delà de leur extensibilité, et que ces lamelles, ramollies par la triple cause de l'inflammation, de la compression et du séjour du pus, finissent par se rompre dans une plus ou moins grande étendue. Alors, de deux choses l'une : ou l'épanchement est superficiel, et dans ce cas, il se frayera une route à travers la lamelle externe de la cornée, ou il est profond, et il y aura rupture et de la lamelle postérieure, et même de la membrane de l'humeur aqueuse. Dans le premier cas, on aura un ulcère, dans le second un hypopion ; le premier devra être traité comme un ulcère superficiel, le deuxième comme une ophtalmie interne dont il s'accompagne si fréquemment. Il est donc de la plus grande importance, lorsqu'on croit devoir employer le nitrate d'argent, selon notre méthode, de reconnaître la profondeur à laquelle est située l'opacité. Toujours, lorsque l'épanchement est superficiel, de formation récente, et accompagné d'une photophobie des plus grandes, nous enrayons dans l'espace de 24 à 36 heures tous ces fâcheux symptômes dans leur marche ascendante par l'emploi du nitrate, mais nous nous gardons de le prescrire lorsque la période sur-aiguë est passée et quand la collection de lymphe plastique est considérable et pousse en arrière les lamelles de la cornée, de manière à faire supposer une rupture imminente. C'est dans ce cas que la saignée, les mercuriaux, tous les moyens qui pourront hâter la résorption devront être énergiquement employés de préférence à l'ouverture de la cornée avec l'instrument tranchant, méthode que nous avons presque toujours vue suivie des résultats les plus fâcheux. Que les épanchements interlamellaires superficiels soient isolés ou non, nous n'avons jamais hésité à employer le collyre, et les succès dans ce cas sont aujourd'hui devenus si certains, que les nombreux médecins qui nous entourent, à notre clinique particulière, ne prennent même plus la peine de les enregistrer pour suivre les malades.

4°. ULCÈRES DE LA CORNÉE.

Les ulcères présentent des caractères très-différents sous le point de vue étiologique, en ce sens du moins qu'ils succèdent à une phlyctène, à une pustule ou à un ramollissement plus ou moins large des lames de la cornée. Les uns, particulièrement ceux qui atteignent les sujets scrofuleux, prennent la forme d'une cupule transparente, et souvent celle d'un infundibulum à base antérieure en forme d'escalier circulaire, dont les marches seraient représentées par les lamelles corrodées ; les autres, au contraire, inégaux, plus larges, plus rapprochés que les premières du bord de la sclérotique, sont le plus souvent recouverts de matière jaunâtre, puriforme, et se montrent de préférence dans la première période des ophtalmies catarrhales et purulentes. Les premiers, de même que les épanchements auxquels ils succèdent, sont le plus souvent accompagnés d'un paquet vasculaire en forme de triangle, venant de la conjonctive scléroticale ; les seconds, au contraire, n'en présentent que rarement. Quoi qu'il en soit, tous ces ulcères, s'ils sont peu profonds, et accompagnés d'une photophobie telle que les malades puissent à peine supporter l'examen de l'organe, seront enrayés sur-le-champ si on les traite par le nitrate d'argent en collyre, d'après la méthode indiquée. La cautérisation directe recommandée par Sanson, M. Velpeau, et avant eux par Scarpa, a bien aussi ses avantages, et je suis loin de les contester : elle met à l'abri de l'action de l'air, ou du frottement de la paupière supérieure, la surface de l'ulcère; le malade, après une heure ou deux, plus ou moins, ouvre les yeux; mais une rechute survient bientôt quand l'escarre tombe; et il faut revenir à l'attouchement jusqu'à ce que des granulations se soient élevées jusqu'au niveau de la surface de la membrane. C'est un moyen que j'emploie souvent, non pas dans les ulcères surnigus, au moment même pour ainsi dire de leur formation, mais dans ces ulcères à marche lente, à fond transparent, qui, après avoir sommeillé, se réveillent de temps à autre. La méthode que nous mettons en pratique a sur la cautérisation, l'avantage de combattre non-seulement l'ulcère, mais encore de resserrer les vaisseaux qui s'y rendent, c'est-à-dire de s'adresser directement à la cause, secondaire bien entendue, dans bien des cas, de l'ulcération ellemême. M. Velpeau recommande, lorsque les vaisseaux sont profondément situés, de toucher largement l'ulcération avec précaution, dans la crainte de perforer la cornée, et considère ce moyen comme le seul remède efficace, l'excision n'étant plus possible. (Jeanselme, *loc. cit.* p. 244.) Bien des fois nous avons suivi ce conseil, et souvent nous avons échoué, probablement parce que l'ulcération n'est ici qu'un épiphénomène, et qu'avant tout il faut arrêter l'ophtalmie dans sa marche. Dans de telles circonstances, la cautérisation et l'emploi du collyre de nitrate d'argent combinés nous ont rendu les services les plus signalés, surtout lorsqu'ayant affaire à des malades énergiques, nous avons pu toucher lentement et sûrement l'ulcère dans toute sa surface, petite opération assez souvent impraticable à cause de la photophobie et par la rotation du globe en haut sous la paupière supérieure. Il ne résulte pas de ce que nous venons de dire que notre méthode puisse s'appliquer à toute espèce d'ulcère de la cornée : loin de là; les ulcères en infundibulum ou autres ulcères étroits, s'ils sont placés dans le champ de la pupille et menacent de perforer la dernière lamelle, doivent, selon nous, être touchés très-légèrement à leur base, avec le crayon de nitrate, mais nullement à leur sommet; les conséquences en sont trop faciles à déduire, pour que nous nous y arrêtions. En même temps, on doit avant tout ordonner au malade de se coucher sur le dos dans l'immobilité la plus complète, appliquer sur l'œil des compresses trempées dans une solution d'extrait de belladone concentrée et glacée, en même temps qu'on laissera tomber de minute en minute, entre les paupières, jusqu'à dilatation complète de la pupille, pour éviter la procidence de l'iris. Ce moyen peut réussir même lorsque la hernie iridienne est presque complète et récemment formée, et dans un cas analogue nous en avons obtenu le résultat le plus heureux. (*Voy.* Gazette médicale de Paris, n° 10, 5 mars 1842, t. X, pag. 159 et 160.)

Dans le cas d'ulcération en coup d'ongle, c'est encore à la cautérisation directe qu'on doit recourir, en la combinant aux antiphlogistiques mesurés sur la constitution du malade et sur l'acuité de l'affection.

OBSERVATIONS.

Nous nous bornerons à donner des extraits aussi courts que possible; le nitrate d'argent ayant été prescrit par nous, dans des cas presque toujours les mêmes, il deviendrait fastidieux de tomber dans des répétitions qui se reproduiraient forcément à chaque instant.

1°. KÉRATITES NON VASCULAIRES SUPERFICIELLES.

Premier fait. Extrait: Mlle Elisa V..... âgée de six ans, nos 11 et 13, rue S.-Denis, d'une constitution lymphatique, est atteinte d'une conjonctivite catarrhale granulée depuis plus d'un an. Cette maladie a été traitée ailleurs par des applications de sulfate de cuivre, des instillations de collyres astringents, des purgatifs et par des vésicatoires volants appliqués derrière les oreilles. Les granulations se sont affaissées, mais les yeux ont conservé une irritabilité des plus grandes. Ainsi, l'enfant est d'un moment à l'autre prise tout à coup d'une impossibilité absolue d'ouvrir les yeux, occasionée par une photophobie des plus marquées, et qui cède à grande peine à des applications réitérées de sangsues au-devant des oreilles, aux frictions mercurielles belladonées, à la belladone unie au calomel à l'intérieur, et plus tard aux révulsifs. Pendant dix-huit mois j'ai donné des soins à Mlle Elisa, j'ai prescrit une nourriture animalisée, du vin rouge, des iodures, des amers, rien n'empêcha la maladie de reparaître toujours avec les mêmes symptômes et de s'accompagner sans cesse d'une photophobie des plus rebelles. Les symptômes anatomiques variaient de temps à autre : tantôt je reconnaissais une petite ulcération sur la cornée, avec vive injection scléroticale et conjonctivite, tantôt un petit épanchement interlamellaire jaunâtre plus ou moins large, tantôt, au contraire, la cornée était parfaitement saine, et je ne pouvais constater autre chose qu'une vive hypérémie oculaire.... Le traitement était toujours le même, à peu près, d'abord les sangsues, les purgatifs, les mercuriaux à l'intérieur et à l'extérieur; puis, quand l'acuité de la maladie était combattue, les révulsifs ou d'autres moyens d'un effet analogue, c'était vraiment la chose la plus désolante à la fois pour moi et pour les parents de l'enfant; je prévoyais et j'avais grandement raison, que la constitution de la malade s'altérerait par suite des émissions sanguines, que je ménageais cependant autant que la prudence me le permettait, et qu'il arriverait un moment où ce moyen deviendrait impraticable. Que faire alors? resterais-je inactif devant l'imminence du danger pour cet enfant de perdre la vue? c'est alors que je résolus d'employer le nitrate d'argent à 50 centigrammes pour 10 grammes d'eau. J'avais, par précaution, fait des instillations semblables sur un lapin, sans qu'il en fût résulté rien de grave. A partir de ce moment, combattre la photophobie lorsqu'elle reparaissait, améliorer la constitution de la malade, ne fut plus qu'un jeu. Notons que, dans l'espace de deux mois, Mlle V... ne fut photophobe que quelques jours seulement, et que, depuis, les yeux ne se sont injectés qu'à des époques de plus en plus éloignées. Il y a six mois, aujourd'hui, que l'enfant, entrée dans une pension, n'a plus été atteinte de photophobie; sa santé est des plus florissantes; ses yeux sont dans le meilleur état, à part une légère rougeur des paupières et quelques petites granulations.

Deuxième fait. Mlle G... âgée de 7 ans et demi, rue Moreau, no 52, est atteinte, le 23 novembre 1841, d'une conjonctivo kératite lymphatique de l'œil gauche. La cornée présente plusieurs épanchements interlamellaires superficiels jaunâtres; la sclérotique est vivement injectée, la conjonctive est enflammée, grande photophobie, impossibilité d'ouvrir l'œil spontanément. Des sangsues, appliquées devant l'oreille, un purgatif, le calomel et le soufre doré d'antimoine, les frictions mercurielles belladonées font tomber d'abord la photophobie, et le 26 on passe à un collyre légèrement astringent. Plus tard, on prescrit un vésicatoire derrière l'oreille. Mais dès le 3 décembre, de nouveaux épanchements se forment, même traitement, cette fois sans résultat. Le 7, je prescris le nitrate d'argent, et la photophobie tombe à ce point que l'enfant peut facilement le lendemain ouvrir les yeux en tournant le dos à la fenêtre. Peu satisfait, j'augmente la force du collyre de dix centigrammes, et 24 heures après l'enfant supporte parfaitement le jour. Alors je passe à un traitement interne, et depuis l'œil n'a plus été malade, fait que j'ai constaté en revoyant assez souvent l'enfant. Il s'est formé, à la place des épanchements, quatre petites cicatrices placées en dehors du champ pupillaire, et qui ne gênent aucunement la vision.

Troisième fait. Eugénie, âgée de 13 ans, 12, rue de la Savonnerie. 24 novembre 1841. Conjonctivo kératite lymphatique droite, petit épanchement dans la partie supérieure de la cornée, grande photophobie depuis la veille, vive injection de la sclérotique et de la conjonctive, pupille moins contractile, plus petite, point de décoloration de l'iris, même traitement que pour le cas qui précède, continué pendant plus d'un mois sans amélioration autre que la disparition de l'épanchement interlamellaire. 29 décembre, nitrate d'argent prescrit à la dose de 40 centigrammes pour 10 grammes d'eau. Point d'amélioration le 30; on porte le nitrate à 50 : puis le surlendemain à 60 centigrammes. 4 janvier 1842, plus de photophobie. Elle reparaît aussi intense trois jours après; le 7, un nouvel épanchement est formé. Collyre de nitrate, à 70 centigrammes; le 8, la malade supporte le jour en tournant le dos à la fenêtre. On ajoute 10 centigrammes de nitrate au collyre; plus de photophobie, le lendemain ni depuis. Plus tard hydrochlorate de baryte à l'intérieur. L'œil est aujourd'hui (juin 1842) dans un état parfait; il ne présente plus de cicatrices sur la cornée.

Cette observation m'a été d'autant plus utile, qu'elle ma prouvé sans réplique que ma prudence ne serait à l'avenir que de la timidité, et que je devrais débuter dorénavant par un collyre plus fort.

Quatrième fait. 29 novembre 1841. P..... compositeur, âgé de 18 ans, 4, rue de Paradis, est atteint d'une kératite avec épanchement interlamellaire. Photophobie, larmoiement, linges épais placés sur l'œil (12 *sangsues devant l'oreille, purgatifs, bains de pieds sinapisés, frictions mercurielles belladonées.*)

2 *décembre.* L'épanchement s'est fait route au dehors, ulcération profonde qui menace de perforer la cornée (saignée de 4 palettes, nouveaux purgatifs, 6 pilules de 5 centigrammes de calomel et d'extrait de belladone).

7 *décembre.* Point d'amélioration, nouveaux progrès de l'ulcération (12 *sangsues au même endroit, refaire les pilules, continuer les frictions*).

9 *décembre.* Moins de photophobie. L'ulcération paraît moins active; son fond est couvert d'une exsudation blanchâtre (*collyre de borax faible, vésicatoire derrière l'oreille*).

14 *décembre.* L'ulcération reprend son acuité première (*nouveau purgatif, refaire les pilules*).

16 *décembre.* La photophobie est aussi forte que le premier jour; le malade est pâle, affaibli, sa constitution du reste est très-mauvaise, il n'y a plus à songer aux émissions sanguines (*collyre de nitrate d'argent, à 40 centigrammes pour 10 grammes d'eau distillée*).

17 *décembre.* La photophobie est tombée; elle ne reparaît plus dans la suite; l'ulcération est complètement guérie le 29 décembre, et il ne reste plus qu'une cicatrice légère sur la cornée et au-dessous de la pupille.

Cinquième fait. Mademoiselle D..... âgée de 8 ans, 18, rue du Petit-Pont, Épanchement dans la cornée, grande photophobie (*application de 6 sangsues, calomel et soufre doré à l'intérieur, frictions belladonées le 22 février* 1842).

25 *février.* (*Manne; éthiops antimonial*). La photophobie persiste jusqu'au 7 mars; tout le traitement précédent a été inutile pour la combattre.

Le nitrate d'argent, prescrit à 40 centigrammes, fait disparaître la photophobie en 24 heures, et dès le 8 mars on passe aux révulsifs cutanés et à une médication générale dirigée contre la constitution lymphatique de la petite malade.

Il serait superflu de citer un plus grand nombre d'observations; à propos des kératites non vasculaires, et bien que nous en possédions un nombre très-grand, nous pensons qu'il suffira des extraits que nous venons de donner.

On remarquera que dans la plupart des cas il a été utile d'augmenter la force du collyre, et que dès le lendemain du jour où on l'avait prescrit, le malade pouvait supporter la lumière sans trop de gêne, et que le surlendemain tous les symptômes d'acuité avaient disparu.

2° Kératites vasculaires superficielles.

Premier fait. Mademoiselle M..... âgée de 13 ans, 46, rue de Bussy, est atteinte d'une blépharite invétérée, avec destruction des cils et d'une kératite panniforme en 1839. Depuis cette époque jusque vers le commencement de 1842, c'est-à-dire jusqu'à ce qu'elle ait atteint sa quinzième année, cette jeune fille était prise d'un moment à l'autre d'une photophobie qui s'accompagnait d'une vascularisation plus ou moins grande de la cornée, qui quelquefois durait deux à trois semaines consécutives, pour reparaître de nouveau quelques jours après. Pendant la période aiguë de chacune de ces affections, on lui faisait des applications de sangsues, des frictions mercurielles; on lui administrait des pilules de calomel et de belladone; on donnait des purgatifs; il en résultait que la constitution allait s'affaiblissant, que la jeune fille pâlissait et qu'elle ne se réglait pas. Cet état de choses dura jusque vers le dernier mois de l'année 1841; mais alors je prescrivis le collyre de nitrate d'argent, et, sans employer d'autres médicaments externes, j'obtins bientôt les résultats les plus avantageux, en ce sens que le lendemain de l'apparition de la photophobie et des vaisseaux sur la cornée, j'obtenais une amélioration rapide et qu'enfin je pus donner à la malade une alimentation convenable, et qu'il en résulta que bientôt ses règles apparurent, et que depuis lors elle est dans un état de santé générale parfait.

La photophobie reparaît bien quelquefois, mais elle est toujours enrayée dans sa marche par quelques gouttes de nitrate d'argent. Enfin, si les yeux ne sont pas radicalement guéris, au moins la constitution a sensiblement gagné à ce mode de traitement.

Deuxième fait. Mlle V..... rue de la Paroisse, à Versailles, âgée de 15 ans, d'une constitution altérée, est atteinte, le 19 mars 1841, d'une kératite vasculaire avec photophobie, qui dure depuis plusieurs années. Alors je n'avais point expérimenté le nitrate d'argent, et je me trouvais dans la nécessité, pour enrayer les symptômes inflammatoires dans leur marche, de prescrire de faibles applications de sangsues, des purgatifs, etc. etc. J'obtenais bien de temps à autre quelques signes d'amélioration passagère; mais comme la jeune personne ne tardait pas à se retrouver dans un état semblable, j'étais forcé à chaque instant de revenir sur mes pas et de recourir encore au traitement antiphlogistique. Il arriva, pour cette demoiselle, même chose que pour la jeune fille qui fait le sujet de l'observation n° 1 (kératites non vasculaires). Elle tomba peu à peu dans un état de maigreur désespérant. Au moment où je conseillais une alimentation succulente, des iodures, de l'exercice au grand air, la maladie reparaissait.

Les choses allèrent ainsi jusqu'au moment où je prescrivis le nitrate d'argent. Depuis lors non seulement l'ophtalmie n'a plus reparu, mais encore la constitution s'est améliorée à tel point que la jeune fille n'est plus, à la lettre, reconnaissable; sa santé est aujourd'hui, et cela depuis près d'un an, des plus florissantes. Depuis elle revient de temps en temps me voir, mais simplement pour que je puisse me convaincre que sa guérison est parfaite.

Troisième fait. Eloïse H..., âgée de 19 ans, 10, passage S.-Avoye, d'une constitution scrofuleuse, photophobe depuis plus d'une année, est obligée d'abandonner son état et de tomber à la charge de ses parents. L'examen des cornées fait connaître qu'elle est atteinte d'une kératite vasculaire double superficielle, panniforme. Ce n'était pas le cas de prescrire ici les antiphlogistiques. Je débutai d'emblée par l'emploi du nitrate d'argent, et la photophobie cessa dès le lendemain. Les vaisseaux ont disparu depuis d'une manière si complète, que la cornée a repris aujourd'hui toute sa transparence normale. Il serait superflu d'ajouter que je ne me bornai pas à ce seul topique, et que je prescrivis un traitement interne approprié à la constitution. Cette jeune fille a repris ses travaux, et est aujourd'hui le soutien d'une famille nombreuse dont le chef est hémiplégique et amaurotique.

Quatrième fait. Adélaïde H...., 17, rue Ménilmontant, âgée de 20 ans, d'une constitution scrofuleuse au plus haut degré, est mal réglée depuis sa quinzième année, et a mal aux yeux depuis sa naissance. La dernière ophtalmie qui l'a atteinte et pour laquelle elle consulte, date d'une année ; elle a été reçue successivement dans les hôpitaux de Beaujon et de l'Hôtel-Dieu, où on lui a fait des applications de sangsues en grand nombre, d'un vésicatoire et d'un séton. Les cornées offrent des cicatrices nombreuses, et des épanchements vers lesquels se rendent une multitude de vaisseaux. Depuis un mois surtout, la photophobie est immense : des granulations très-fines et en petit nombre existent sous la paupière supérieure.

Dès le premier jour, je débute par un collyre de nitrate d'argent à 70 centigrammes, pour 10 grammes d'eau distillée ; et le lendemain elle ouvre les yeux si bien, qu'elle ne prend, dit-elle, un guide, que par précaution et par habitude. L'œil droit étant cependant un peu plus rouge que le gauche, j'augmente de 10 centigrammes le collyre, et je me borne aux instillations répétées d'heure en heure pendant le jour. La jeune fille a repris depuis ses occupations, qu'elle n'a plus quittées que pour venir de temps à autre me demander si elle doit continuer la potion iodurée que je lui ai prescrite.

Cinquième fait. Madame M....., âgée de 32 ans, d'une assez bonne constitution, est atteinte d'une kératite vasculaire panniforme double, le 16 juillet 1841. Chez elle, la photophobie était telle, que les antiphlogistiques les plus énergiques, continués avec persévérance et aidés des purgatifs, des mercuriaux, des révulsifs, n'amenèrent aucune espèce de résultat pendant un espace de près de cinq mois. Il y avait bien de temps à autre quelques rémissions, mais elles étaient de courte durée, et la maladie, bien qu'elle semblât faire de temps en temps quelques pas en arrière, n'en amenait pas moins, peu à peu, la destruction de la transparence de la cornée, par suite de l'organisation de quelques parties de lymphe plastique épanchée entre ses lamelles. Vers le 12 décembre 1841, alors que la maladie semblait être portée à un haut degré d'acuité, je prescrivis le nitrate à 50 centigrammes, et dès le lendemain la photophobie avait disparu, pour ne plus se montrer depuis.

Aujourd'hui, la malade porte sur les centres de chacune des cornées, des cicatrices qui, certes, n'existeraient pas, si j'avais connu plus tôt quels services le nitrate d'argent pouvait me rendre dans ce cas.

Toutes les autres observations de kératites vasculaires superficielles que je possède, sont, à peu de chose près, semblables à celles dont je viens de donner de courts extraits. On peut voir que ces observations, du moins en ce qui touche les épanchements interlamellaires, les kératites vasculaires partielles, ou générales aiguës, c'est-à-dire, accompagnées d'une grande photophobie, m'ont conduit à la conviction que non-seulement le médecin pouvait, mais devait, surtout chez les individus lymphatiques et chez les scrofuleux, recourir d'abord au nitrate d'argent, et s'abstenir des émissions sanguines, si nuisibles, en général, à leur constitution. Ces observations m'ont démontré, en outre, qu'il vaut mieux tout d'abord débuter par un collyre fort, c'est-à-dire, porté au moins à 50 centigrammes pour 10 grammes d'eau.

3° OPHTALMIES PURULENTES.

Entre beaucoup de faits, je ne choisirai que les trois suivants, qui ont été observés à ma clinique par un grand nombre de médecins, il y a quelques jours seulement.

Lise L..., âgée de deux ans et demi, et son frère Jules L..., âgé de trois ans et demi, sont tous deux atteints d'ophtalmie purulente le 25 juillet dernier. Je les vois pour la première fois le lendemain. Les paupières sont énormément gonflées, et ce n'est qu'à grande peine que je parviens à les écarter avec un élévateur. Les cornées sont saines, du mucus clair s'échappe du grand angle. Je cautérise avec le sulfate de cuivre, et je prescris le nitrate d'argent à 50 centigrammes. Dès le lendemain, ces enfants ouvrent les yeux, et la maladie enrayée est guérie dans l'espace de quelques jours.

Mlle X...., âgée de deux ans et demi, rue Saint-Louis, à Versailles, m'est amenée par sa mère huit jours après qu'elle a été atteinte d'une ophtalmie purulente. La maladie a marché assez lentement d'abord ; car, au dire de la mère, l'enfant pouvait ouvrir les yeux; mais depuis deux ou trois jours les paupières se sont gonflées et ne se sont plus ouvertes, malgré une large application de seize sangsues, prescrite par un médecin distingué de Versailles, M. le dr Ozanne. Trois ou quatre jours de traitement, par le nitrate d'argent, ont suffi pour faire disparaître cette grave affection. Aujourd'hui je n'ai plus à m'occuper que des granulations, qui sont fort légères. Je ne doute pas que la maladie aurait fait des ravages irréparables dans la cornée, si le traitement antiphlogistique, appliqué par le médecin, n'en avait modéré l'acuité.

Quant aux *ophtalmies catarrhales aiguës avec commencement de chémosis*, je ne crois pas devoir rapporter d'observations, parce que tout le monde comprendra, après la lecture du paragraphe précédent, que si on prescrit le nitrate d'argent au début de l'affection, on devra s'en rendre maître aussitôt.

Ce travail était terminé lorsqu'un cas des plus remarquables s'est offert à mon observation. Il s'agit d'une jeune femme de 28 ans, qui fut prise, le 27 décembre dernier, d'une photophobie telle que, depuis ce jour jusqu'au 1er juin de cette année, elle a été complètement aveugle. Elle s'est traînée, pendant ces cinq mois, d'hôpital en hôpital, et son mal a résisté à tous les moyens prescrits. Je l'ai traitée par le nitrate d'argent, et 48 heures après sa guérison était complète. On pourra, au reste, juger de ce fait curieux par la lecture de l'observation ci-après, rédigée par MM. les docteurs Vallez et H. de Gruève, médecins belges.

CLINIQUE OCULAIRE DU DOCTEUR DESMARRES.

Rétinique chronique avec photophobie intense, datant de cinq mois, guérie par l'emploi du nitrate d'argent à haute dose.

Antécédents. « Rault (Marie), couturière, âgée de 28 ans, non mariée, demeurant rue du Four-S.-Germain, 67, d'une constitution lymphatico-nerveuse, a toujours joui d'une bonne santé jusque il y a deux ans, époque où elle fut atteinte d'une fièvre intermittente qui a duré trois mois. Après la disparition de la fièvre, elle eut une hémoptysie qui dura quinze jours.

» A l'âge de 18 ans elle eut ses règles, qui reparurent régulièrement toutes » les six semaines.

» Il y a huit mois, elle éprouva un affaiblissement de la vue, de la photophobie, » des picottements dans les yeux, avec sensation de corps étrangers entre les pau- » pières, et collement de ces dernières, surtout le matin à son réveil; forcée d'a- » bandonner sa profession, elle entra comme ouvrière dans une fabrique de cho- » colats.

» Le 27 décembre 1841, après une émotion morale survenue pendant l'écou- » lement, les règles s'arrêtèrent subitement, un épistaxis survint lendemain et » dura trois jours; il y eut dès lors larmoiement et occlusion des paupières. La » photophobie était si grande, que même dans l'obscurité, où elle était forcée de » se tenir sans cesse, il lui était impossible d'ouvrir les yeux.

» Deux saignées du pied, une du bras, furent faites; des purgatifs et des bains » de pieds furent administrés; l'épistaxis s'arrêta, mais la photophobie persista » dans toute sa force première; obligée d'entrer à l'Hôtel-Dieu, elle subit le » traitement suivant:

» Un collyre de laudanum et de nitrate d'argent à 5 centigrammes, pour 30 » grammes d'eau distillée, en instillation dans chaque œil, deux gouttes soir et » matin, frictions périorbitaires avec l'onguent napolitain, des purgatifs, un vé- » sicatoire à la nuque, le tout sans amendement pour sa vision.

» Un ptyalisme et un tremblement des membres supérieurs se déclarèrent (la » malade nous affirme que son tremblement est consécutif à son traitement). Après » 36 jours, sentant son état s'aggraver, elle quitta l'hôpital, laissa sécher son vé- » sicatoire, et bientôt un gonflement érysipélateux du cou et du côté gauche de » la tête se développa; la photophobie s'accrut.

» C'est dans cette position qu'elle consulta M. Sichel, qui lui ordonna 15 » sangsues à l'anus, qu'elle négligea d'appliquer, des frictions sur le front et les » tempes avec l'onguent napolitain belladoné, des pilules emménagogues, et un » séton à la nuque.

» Comme elle ne pouvait pas encore se conduire seule, elle rentra dans le » même service à l'Hôtel-Dieu; on lui prescrivit des instillations souvent répétées » d'une solution d'extrait de belladone et de laudanum alternativement; des pur- » gations furent données; l'activité du séton fut entretenue.

» La vision ne s'améliorant pas du tout, on toucha la conjonctive palpébrale » avec le sulfate de cuivre à deux ou trois reprises, ce qui la soulagea le plus; à » cette époque les règles revinrent.

» Découragée par la longueur de sa maladie, elle se fit conduire chez elle; mais » au bout de dix jours, les douleurs et la cécité dont elle était tourmentée, la dé-

» terminèrent bientôt à chercher du secours ailleurs; elle se fit conduire chez » M. Imbert, interne, qui la recommanda à M. Desmarres.

» *Etat actuel*, 31 *mai*. La malade ne peut se conduire sans guide; le blépharo- » spasme est si prononcé, qu'elle ne peut ouvrir les yeux, même lorsque le dos » est tourné vers la croisée; les paupières, légèrement gonflées, rouges à leurs » bords, sont parcourues à leur surface externe de vaisseaux veineux, bleuâ- » tres, assez gros; la face interne de la paupière inférieure surtout offre de lé- » gères granulations peu nombreuses. Les conjonctives bulbaires ont une colora- » tion d'un rouge violet, uniformément distribuée sur le globe oculaire; *les* » *sclérotiques ne présentent aucune injection, même sous l'influence de la lu-* » *mière ;* les cornées sont dans leur état normal; l'humeur aqueuse est trans- » parente, l'iris ne présente rien d'anormal; les pupilles sont très-peu mobiles, » leurs bords sont réguliers; les milieux réfringents de l'œil sont parfaitement » intacts. La lumière, quand elle pénètre dans l'œil, occasionne des douleurs » très-aiguës et insupportables. La malade fait usage de lunettes vertes très- » foncées, entourées de taffetas de couleur sombre, sur lesquelles elle laisse » tomber un voile verdâtre. Plusieurs objets lui ont été présentés, tels que mon- » tre, pièces de monnaie, plume, etc. : elle ne peut les reconnaître. Pour faire » ces essais, on maintenait les paupières écartées. Le tremblement des membres » persiste.

» M. Desmarres, après avoir fait toutes les questions convenables, et après » l'examen attentif de la maladie, porte le diagnostic *Rétinite chronique avec* » *grande photophobie. Granulations légères.*

» Après avoir récapitulé en peu de mots tous les moyens employés en vain » jusqu'ici pour combattre cette maladie si tenace, il affirme que le seul moyen » qui reste pour faire disparaître la photophobie, est l'emploi du nitrate d'argent » selon sa méthode, et ajoute que, dès le lendemain, la malade pourra ouvrir » les yeux. Il prescrit en conséquence le traitement suivant, en invitant vingt » médecins présents à vouloir bien constater ce résultat :

» 30 *Mai*. 1° Cautérisation des granulations avec le sulfate de cuivre;

» 2° Eau distillée, 10 grammes; nitrate d'argent cristallisé, 40 centigrammes en » instillations de demi-heure en demi-heure dans chaque œil, pendant 24 heures » consécutives.

» 31. La malade ouvre les paupières à un faible jour; néanmoins, le blépharos- » pasme existe encore; elle distingue les objets qu'elle n'avait pu reconnaître la » veille.

» On porte le nitrate d'argent à 60 centigrammes en instillation d'heure en » heure pendant le jour seulement.

» 1er *juin*. Le spasme palpébral a disparu, elle vient seule à la clinique, ses » lunettes ne sont plus entourées de taffetas; cautérisation avec le crayon de sul- » fate de cuivre; on porte le collyre à 80 centigrammes, pour la même quantité » d'eau distillée, en instillations 7 à 8 fois par jour.

» 2. Aucune rougeur dans les yeux, la malade est dans une joie inexprimable; » le même traitement est continué.

» 3. Elle n'a plus besoin de lunettes, ni de voile pour supporter le grand » jour; les granulations sont presque entièrement guéries, cautérisation ordinaire, » continuation du collyre.

» 4. On peut la considérer comme guérie radicalement; elle se livre à la cou- » ture et à d'autres occupations qui exigent une bonne vue.

» 5. La malade se plaint d'un léger embarras gastrique; sulfate de soude, 50 » grammes. Un collyre de borax pour bassiner les yeux de temps à autre.

» 10. On cautérise légèrement avec le crayon de sulfate de cuivre. La malade » se promène dans Paris sans ses lunettes et sans craindre les rayons solaires.

» 15. Un peu de rougeur dans les conjonctives, et de la céphalalgie; cautéri- » sation avec le sulfate de cuivre; application de 10 sangsues à l'anus; le collyre de » nitrate d'argent à 30 centigrammes. »

La guérison de Marie Rault s'est soutenue jusqu'ici (7 août 1842); elle tra- vaille à l'aiguille et n'éprouve aucune gêne depuis qu'elle a été traitée par le nitrate d'argent. Sa guérison est complète.

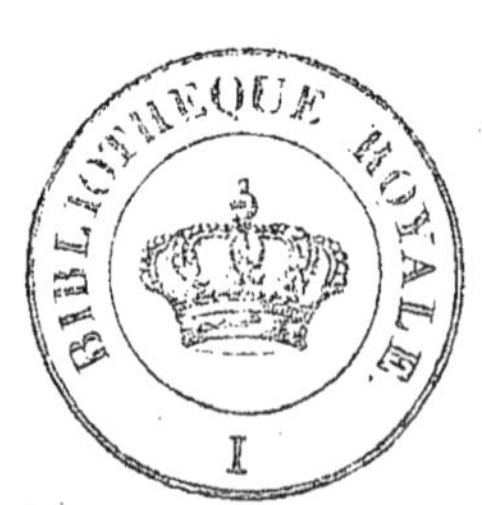

Versailles, de l'Imprimerie de Klefer, place d'Armes, 17, Maison des Gondoles.

www.ingramcontent.com/pod-product-compliance
Ingram Content Group UK Ltd.
Pitfield, Milton Keynes, MK11 3LW, UK
UKHW020222200726
13856UKWH00004B/1566

9 782011 907882